D1731300

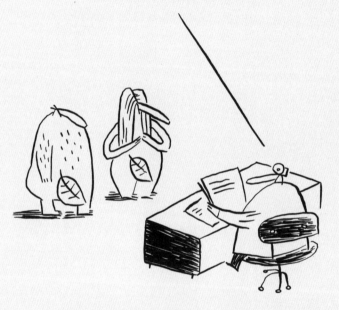

Adam und Eva beim Arzt.

Hans Kantereit

UPDATE FÜR

Ärzte

Cartoons von Nicolas Mahler

Lappan

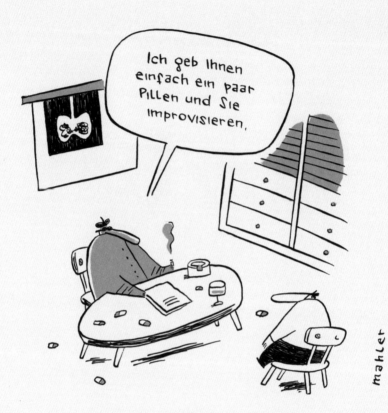

DER JAZZ-DOKTOR

VORWORT

Herzlichen Glückwunsch! Du hast dir einen tollen Beruf ausgesucht. Du verrichtest dein Handwerk an der Nahtstelle zwischen Leben und Tod. Deine Kompetenzen überschneiden sich direkt mit denen des Allmächtigen. Du hilfst den Menschen ins Leben und manchmal wieder hinaus. Für Patienten, denen du geholfen hast, bist du ein Gott. Für Kranke, die sich Hilfe von dir erwarten, bist du nicht weniger. Ein Mensch, der nicht zu dir aufsieht, muss verrückt sein. Und selbst den kriegst du wieder hin.

Die Frage nach dem Sinn deiner Tätigkeit stellt sich erst gar nicht. Krankheiten und Unfälle sind eine uralte Geißel der Menschheit. Ihnen gilt dein Kampf, und das ist gut so.

Du hast einen schönen, stolzen und ehrenwerten Beruf. Du genießt hohes gesellschaftliches Ansehen, und mit etwas Glück und Geschick kannst du eine sagenhafte Karriere hinlegen.

Du musst dich in einen Virus genauso hineinversetzen können wie in den Patienten, der ihn spazieren trägt.

Du musst dich in den riesigen Gesundheitsfabriken unserer Tage zielsicher durch die Flure bewegen und auch nach 20 Stunden Dauerdienst noch den Eindruck machen, du könntest mit der linken Hand eine Zyste an der Hypophyse operieren und mit der rechten den Narkosearzt wieder wachrütteln.

Du musst Patienten, Angehörigen und Kollegen ein gefühlvoller Zuhörer sein und trotzdem deine wahren Gefühle zu Hause lassen. Den Begriff „Pause" kennst du aus Arztserien. Falls du Zeit findest, dir welche anzusehen. Denn das Unheil, gegen das du kämpfst, kennt keine Ruhezeiten.

Und doch darfst du keine Schwäche zeigen. Denn du bist die Hoffnung und das Leben. Du musst noch Zuversicht verströmen, wo schon alles zu spät ist, gleichgültig, wie spät es ist.

Du musst unermüdlich Trost spenden, wenn du längst selber welchen bräuchtest, und der kleinste Fehler kann dich in Teufels Küche bringen. Sieht so aus, als hättest du ganz schön was an den Hacken! Lass alle Sorgen fallen, denn genau deshalb hast du

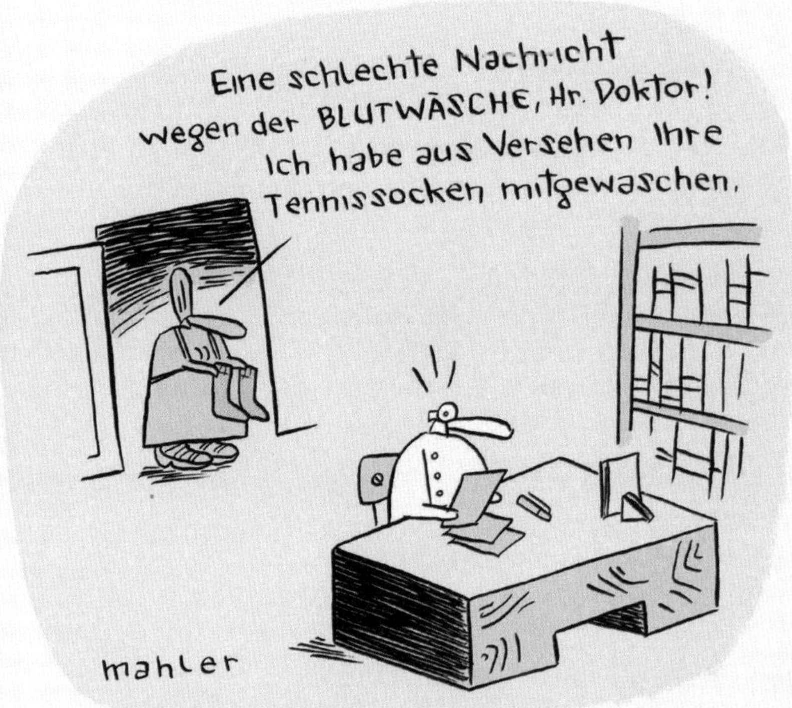
Eine schlechte Nachricht
wegen der BLUTWÄSCHE, Hr. Doktor!
Ich habe aus Versehen Ihre
Tennissocken mitgewaschen.
mahler

ab heute dieses Buch in der Tasche. Hier steht alles, was du für einen reibungslosen, erfolgreichen Berufsalltag wirklich wissen musst.

Es ist schön handlich, damit du es immer dabei haben kannst, um im entscheidenden Moment nachzuschlagen. Es versteht deine Sorgen und ist **NUR FÜR DICH** da, während du wieder mal rund um die Uhr **FÜR HINZ UND KUNZ** da sein musst.

Du hast jetzt etwas, was sich Tausende andere wünschen: den „besten Kollegen von allen" im Westentaschenformat!

Hier lacht der Stationsarzt:

Schwester: „Herr Doktor, der Hypochonder von Zimmer 23 ist gerade gestorben!"
Arzt: „Jetzt übertreibt er aber!"

DER ARZTBERUF – SO VIELSEITIG WIE DAS LEBEN oder: WER WIRD WAS? UND WARUM?

Inneres? Knochen? Notfall? Du hast deine Wahl längst getroffen. Genau wie deine Kollegen. Auch wenn es die wenigsten wahr haben wollen: Die Wahl eines Fachbereichs hat viel mit der vorgeprägten Persönlichkeit zu tun – und färbt im Lauf der Jahre ab. Schau dich doch mal unter den nächsten Kollegen um. Fällt dir was auf?

ANÄSTHESISTEN

Mehrheitlich eher stille Kollegen, denen Ruhe über alles geht.
Geschwister von Anästhesisten berichten oft, dass der spätere Narkosearzt schon im Kinderzimmer das

Radio leiser gedreht und peinlich darauf geachtet hat, dass Brüderchen und Schwesterchen rechtzeitig zu Bett gehen.

Nach ein paar Jahren Berufspraxis sind sie perfekt ans tatenlose Warten mit geschlossenen Augen gewöhnt. Im Klinikalltag sind sie trotzdem vielseitig einsetzbar. Als verschwiegener Wachposten, zum Beispiel, wenn es darum geht, auf der Aufwachstation ungestört eine Partie Karten zu spielen oder im Verbandsraum eine Zigarette zu rauchen.

Hier lacht der Chirurg:

Patient (im Aufwachzimmer):
„Herr Doktor, kann ich Klavier spielen, wenn ich wieder nach Hause komme?"
Arzt: „Aber natürlich, überhaupt kein Problem."
Patient: „Dolle Sache! Das konnte ich vorher nicht."

CHIRURGEN

Ihre Kundschaft schläft stets tief, und darum sind sie es nicht gewöhnt, ihre Mitmenschen um Erlaubnis zu fragen, bevor sie „den nächsten Schritt" machen. Das prägt! Und es dürfte mit der Grund dafür sein, dass man schon mal eine Horde Schwesterschülerinnen in den Lastenaufzug flüchten sieht, wenn etwas Grünes den Flur herunterkommt.

Was ihnen im Klinikalltag an Einfühlungsvermögen fehlt, machen Chirurgen im Privatleben allerdings oft durch Pragmatismus wieder wett: Kleine und größere Bastel- und Reparaturarbeiten erledigen sie mit links. Dabei lassen sie sich auch nicht von fehlenden Ersatzteilen bremsen, die basteln sie sich beherzt aus vorhandenem Material zusammen.

GYNÄKOLOGEN

In der Regel sind diese Kollegen sehr verlässlich. Sie gehen den Sachen immer auf den Grund und glauben nur, was sie gesehen haben. Gyns gelten als ge-

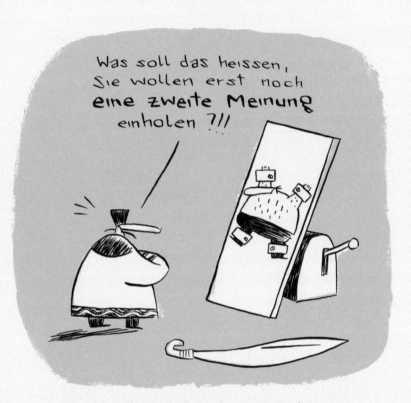

Ordination Dr. Fu Manchu

sellig und sind gern gesehene Gesprächspartner im Schwesternzimmer.

Im Klinikalltag sind sie als Spürhunde unentbehrlich, wenn plötzlich mal was Wichtiges abhanden kommt. Sie suchen und finden im entlegensten Winkel, auch wenn sie kopfüber hineinkriechen müssen.

FACHÄRZTE FÜR INNERES

... sind auch beliebte Kollegen.

Die im Allgemeinen eher ruhigen Mediziner neigen zu Grübeleien und stellen für ihr Leben gern Zusammenhänge zwischen Sachverhalten her, die auf den ersten Blick nichts miteinander zu tun haben. Diese Marotte prägt auch ihre kollegialen Qualitäten. Wenn es zum Beispiel darum geht auf der Station einen kleinen Kriminalfall ohne polizeiliche Hilfe zu lösen, muss man sie gar nicht erst rufen, sie kommen von alleine.

Den Trieb, Werte und Fakten zu sammeln und zu vergleichen, bis der, die oder das Schuldige gefunden ist, können sie nicht abstellen.

KINDERÄRZTE

Von Natur aus fröhliche und laute Gesellen, hervorragend als Stimmungskanonen einsetzbar, wenn eine Stationsparty mal nicht in Gang kommen will. Ihre Kundschaft färbt im Lauf der Jahre aber ein wenig ab, deswegen sollten Kollegen anderer Fachrichtungen bei kinderärztlichen Trotzreaktionen oder kleinen Diebstählen (z.B. Süßigkeiten) ein Auge zudrücken.

NOTFALLMEDIZINER

Diese Kollegen sind immer blitzwach, und in ihrem Dienstzimmer kann man sich zuverlässig mit Abenteuerliteratur und Katastrophenfilm-DVDs eindecken.
Wenn man sich sehr gut mit ihnen stellt, lassen sie bei einem Nachteinsatz den Hubschrauber auch schon mal in Tankstellennähe landen und besorgen Nachschub an Weißem Magnum oder Cola Zero.

PSYCHIATER

Diesen hart arbeitenden Medizinern muss man eine gelegentliche Zerstreutheit einfach nachsehen. Nach ein paar zusammenhängenden Stunden auf ihrer Station tauchen sie gern in anderen Fachbereichen auf und suchen zur Abwechslung das Gespräch über banale, alltägliche Themen. So harmlos das scheint: Man sollte ihnen dabei nicht alles glauben und erst recht keinen ernsthaften Streit anfangen. Das Grundrecht des Psychiaters, jeden, der ihm gerade nicht passt oder der ihm widerspricht, in der geschlossenen Abteilung festzusetzen, gilt immer und für jeden.

Hier lacht der Notarzt:

„Herr Doktor, mein Sohn ist vom Baum gefallen!"
„Hoch?"
„Quatsch, runter!"

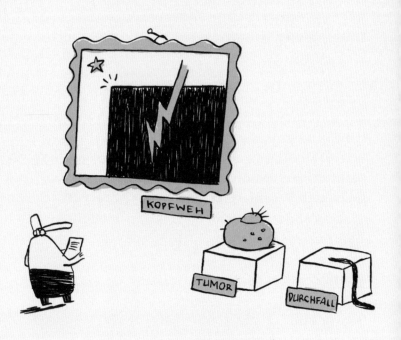

TRETMINE PATIENTENGESPRÄCH oder: WIE MAN'S MACHT, MACHT MAN'S FALSCH!

Du führst es jedes Jahr zigtausend Mal, es dauert im Schnitt keine sieben Minuten. Es wird von der Kasse mit dem Gegenwert eines doppelten Espresso honoriert, und trotzdem kann es über das Gelingen der gesamten Behandlung entscheiden: das erste Gespräch mit einem neuen Patienten.

Hier werden Weichen gestellt. Kannst du zuhören? Harmoniert dein Temperament mit dem des Menschen, der gerade besorgt vor dir sitzt? Kannst du ihn ausreden lassen, auch wenn du längst weißt, was ihm fehlt? Kannst du ihm seine Sorgen nehmen, ohne dass er das Gefühl bekommt, du hättest einen an der Waffel?

Ein Patentrezept für ein erfolgreiches Patientengespräch gibt es nicht. So, wie in unseren drei Extrembeispielen sollte es aber auf keinen Fall ablaufen.

Der im Folgenden zitierte Kollege will zweifellos das Richtige erreichen. Er geht es nur etwas zu forsch an:

PRAXIS DR. LAUT

Patient:	„Herr Doktor, ich fühl mich krank!"
Dr. Laut:	„So sehen Sie auch aus!"
Patient:	„Ich hab hier immer so nen Druck!" (fasst sich an den rechten, oberen Rippenbogen)
Dr. Laut:	„Das erklärt auch Ihren trüben Blick."
Patient:	„Und der Urin ist ganz gelb."
Dr. Laut:	„Ihre Augen auch! Hängt in Ihrer Stammkneipe kein Spiegel?"
Patient:	„Welche Stammkneipe?"
Dr. Laut:	„Jetzt tun Sie mal nicht so scheinheilig, Sie saufen doch wie ein Loch!"
Patient:	„Ich glaub, ich geh wieder!"
Dr. Laut:	„Nur zu, weit werden Sie in dem Zustand nicht kommen!"

Jeder gute Arzt versucht dem Kranken eventuell vorhandene Ängste während des ersten Patientenge-

sprächs zu nehmen. Manche Kollegen gehen dabei etwas zu weit. Der hier zum Beispiel:

PRAXIS DR. LEISE

Patient:	„Herr Doktor, ich fühl mich krank!"
Dr. Leise:	„Aber Sie sehen frisch aus wie der Frühling!"
Patient:	„Ich hab hier immer so nen Druck!" (fasst sich an den rechten, oberen Rippenbogen)
Dr. Leise:	„Das kann ganz harmlose Ursachen haben."
Patient:	„Und der Urin ist ganz gelb."
Dr. Leise:	„Es gibt Nahrungsergänzungsmittel, die den Urin einfärben."
Patient:	„Welche Nahrungsergänzungsmittel?"
Dr. Leise:	(steht auf, geht zum Fenster, schaut nachdenklich hinaus): „Sie sind überall."
Patient:	„Ich glaub, ich geh wieder!"
Dr. Leise:	„Passen Sie gut auf sich auf!"

Sonnige Gemüter unter deinen Kollegen versuchen oft und gerne, das ernste Gespräch mit etwas Humor aufzulockern. Achtung: Auch hier ist die Dosierung die halbe Miete! Lauschen wir doch mal ein bisschen an der Praxistür von

DR. LUSTIG

Patient: „Herr Doktor, ich fühl mich krank!"

Dr. Lustig: „Sie sind nicht allein! So hat es bei Jimi Hendrix auch angefangen!"

Patient: „Ich hab hier immer so nen Druck!" (fasst sich an den rechten, oberen Rippenbogen)

Dr. Lustig: „Vielleicht feiert ihre Galle Geburtstag, und die ganzen Luftballons drücken auf die Leber."

Patient: „Und der Urin ist ganz gelb."

Dr. Lustig: „Dann gewinnen Sie ab sofort jeden Schneepinkelwettbewerb."

Patient: Welchen Schneepinkelwettbewerb?"

Dr. Lustig: „Jeden!"

Patient: „Ich glaub, ich geh wieder!"

Dr. Lustig: „Der Nächste bitte!"

Beinahe täglich überlege ich die
Übersiedlung meiner Praxis
in ein südlicher gelegenes Land,
wo erfüllendere Aufgaben auf mich
warten mögen als die eintönige
Behandlung der ewiggleichen
Verkühlungen...

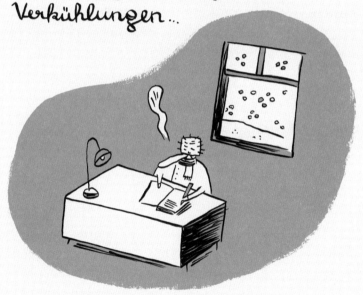

Dr. Schiwagos Tagebuch

JEDER MENSCH WIRD MINDESTENS EINMAL IM LEBEN PATIENT

Status, Gesinnung, Temperament und Ähnliches spielen keine Rolle. Du wirst sie alle kennenlernen. Auch die Exoten. Da wären, zum Beispiel, die ...

HYPOCHONDER

Die Hypochonder unter deinen Patienten haben einen entscheidenden Vorteil: Während sie ihre Krankengeschichte erzählen, kannst du in aller Ruhe über wichtigere Sachen nachdenken.

Ansonsten sind sie wahrscheinlich die schwierigsten unter deinen Kandidaten. Sie wollen die Krankheiten, die sie sich einbilden, um jeden Preis haben. Schließlich haben sie tagelang – nur unterbrochen von nervenaufreibenden Selbstuntersuchungen – den Pschyrembel gewälzt oder nächtelang im Internet recherchiert, bis sie die Netzhautablösung/Stoffwechselstörung/Herzinsuffizienz endlich hatten!

Mit den Folgen der Erkrankung wollen sie jedoch nicht wirklich etwas zu tun haben, denn wer tot ist, kann schließlich nicht mehr jammern.

Was der Hypochonder während des Arztgesprächs auf jeden Fall hören will: seine Meinung. Allerdings aus deinem Mund. Auch wenn's schwer fällt: Unterdrücke den Reflex, etwas Beruhigendes zu sagen wie: „Sie sehen aber besser aus!" oder: „Das ist nun wirklich kein Grund zur Sorge!"

Das ist das Letzte, was ein Hypo hören will, und solcher Leichtsinn hat schon zu Schlägereien in Arztpraxen geführt. Auf der sicheren Seite bist du mit einer Standardformel wie der folgenden: „Sie haben

Hier lacht der Hausarzt:

Arzt: (nach Abtasten des Unterbauchs) „Das sieht alles nicht gut aus. Liegt wahrscheinlich am Alkohol."
Patient: „Dann komm ich wieder, wenn Sie nüchtern sind!"

erstaunlich viele unterschiedliche Symptome, die auf den ersten Blick nicht zusammenpassen. Ich schlage vor, dass wir das weiter intensiv beobachten."
Danach setze ein möglichst besorgtes Gesicht auf und nestele sinnlos am Stethoskop herum, als wärst du ratlos, verlegen und am Ende deiner Weisheit.

Ein ganz anderes Vorgehen empfiehlt sich bei der Problempatientengruppe Nummer 2, den

SIMULANTEN

Die Behandlung von Simulanten erfordert weniger Einfühlungsvermögen, ihre Motive sind ziemlich klar: Entweder sie wollen krankgeschrieben werden, um sich zu Hause einen faulen Lenz zu machen, oder um sich in irgendeiner Klinik wieder mal so richtig bedienen und verwöhnen zu lassen. Was du allerdings auf keinen Fall unterschätzen solltest, ist ihre Fantasie, wenn es darum geht, sich echt erscheinende Symptome zuzulegen, um dir deine kostbare Zeit und dem Sozialhaushalt Milliardensummen zu stehlen. Deshalb folgen hier ...

DIE DREI AM HÄUFIGSTEN SIMULIERTEN KRANKHEITSBILDER, UND WIE DIE SYMPTOME ERZEUGT WERDEN

(Denen gehst du nicht mehr auf den Leim ...)

1. STRESS, ERSCHÖPFUNGSSYNDROM, BURNOUT

Der Simulant strebt schon während des Studiums eine Führungsposition in Wirtschaft, Kunst oder Politik an. Erreicht er sein Ziel, übt er diese Tätigkeit in voller Absicht oft 25 bis 30 Jahre lang aus. Wenn er sich schließlich erschöpft genug fühlt, um die Symptome glaubwürdig darzustellen, spricht er bei dir vor.

2. MORBUS ALZHEIMER

Die Betroffenen starten ihr Täuschungsmanöver oft schon in der Pubertät. Gesunde Ernährung, Verzicht auf Nikotin, sehr mäßiger Alkoholgenuss, leichte bis mittlere sportliche Betätigung drei bis vier Mal pro Woche und die daraus resultierende seelische

Ausgeglichenheit sind die Grundpfeiler, auf denen das Gaunerstück ruht.

Sie erreichen mühelos ein Lebensalter von 80 Jahren und erheblich mehr. Sowie sie den ersten Schlüsselbund verlegen oder die Telefonnummer ihres Fahrradhändlers vergessen, sitzen sie in deiner Praxis.

3. DEPRESSIONEN

Diese Kandidaten geben sich erhebliche Mühe. Sie erarbeiten sich mühsam eine äußerst komplizierte Ethik, verinnerlichen menschenfreundliche Grundsätze, tun oft Gutes, glauben an alle erdenklichen höheren Werte und arbeiten bei vollem Bewusstsein (teilweise ehrenamtlich zusammengerottet) an einer Welt, in der das Gute siegt und das Böse unterliegt. Wenn sie das lange genug getrieben haben, um den Quatsch selber zu glauben, nehmen sie missbräuchlich die Realität in Augenschein. Es dauert nicht mehr lange, und sie klopfen (leise!) bei dir an und jammern, was das Zeug hält.

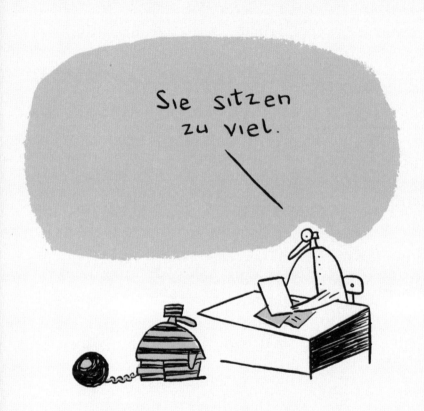

STRESSTEST

FÜR ÄRZTE !

1. **Ein 50-jähriger Mann wird in der Praxis vorstellig. Er beklagt, in den vergangenen 25 Jahren eine Gewichtszunahme von acht Kilo bei sich beobachtet zu haben. Wie reagierst du?**

Ich rede ihm ins Gewissen und stelle sofort einen strengen Diätplan auf.

Ich lächle milde und frage, was ihn *WIRKLICH* in die Praxis führt.

Ich ignoriere ihn und rufe: „Der Nächste, bitte!"

2. In deiner gynäkologischen Praxis stellt sich ein Busfahrer (45 Jahre, männlich) vor. Er äußert den Verdacht, er sei im dritten Monat schwanger. Wie gehst du vor?

Ultraschalluntersuchung

Ich überweise zum Urologen

Ich überweise zum Neurologen

3. Ein 85-jähriger Mann wird wegen einer Bescheinigung für die Rentenversicherung in deiner Praxis vorstellig. Im Gespräch erklärt der auf den ersten Blick gesunde Patient glaubhaft, dies sei der erste Arztbesuch seines Lebens. Wie reagierst du?

Ich reagiere bestürzt, werfe ihm sträflichen Leichtsinn vor und schreie ihn an.

Ich bitte ihn um ein Autogramm.

Ich erkundige mich ausführlich nach seinen Ernährungs- und Lebensgewohnheiten und schreibe einen Bestseller.

AUSWERTUNG:

3 x bis 4 x **Lass alles stehen und liegen und ordne eine psychiatrische Untersuchung an – deine eigene!**

5 x bis 6 x **Bitte den erstbesten Kollegen um ein Medikament, das dir über die nächsten Tage hilft, und überdenke deine Berufswahl.**

7 x bis 9 x **Schon ziemlich gut! Noch 50 bis 60 ärztliche Fortbildungen, und du bist perfekt!**

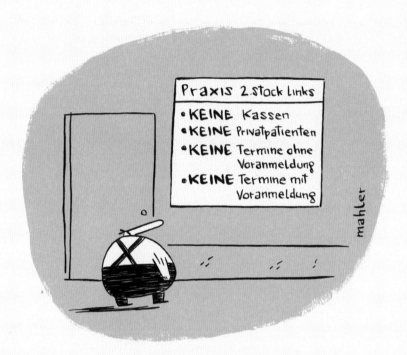

Praxis Dr. NO

SCHWEIGEPFLICHT MAL ANDERS

Vollkommen gleichgültig, wie aufgeweckt der dienst-habende Anästhesist sein mag: Durchschnittlich 0,2 Prozent deiner Patienten erleben die „unerwünschte Wachheit" und hören dir im OP zu. Pass um Himmels Willen auf, was du sagst!

14 SÄTZE, DIE DU WÄHREND EINER OP AUF KEINEN FALL LAUT SAGEN SOLLTEST!

1. Schwester, nehmen Sie Ihrem Hund sofort den Hüftknochen wieder weg!

2. Hat mal jemand Feuer?

3. Für eine Niere kriegen wir 10 000. Der Kerl hat zwei davon!

4. Was soll das heißen? Sie wollte keine Geschlechtsumwandlung?

5. Es brennt! Nix wie raus hier!

6. Habt Ihr gestern auch so gesoffen?

7. Wirf das nicht weg! Sonst fehlt es nachher bei der Autopsie.

8. Die Natur macht wirklich die grausamsten Scherze.

9. Wenn wir DAS schaffen, können wir ALLES schaffen!

10. Hat der Patient einen Organspendeausweis?

11. Keine Ahnung, wo das herkommt. Ich habs einfach eingepflanzt!

12. Schalt mal dieses pochende Ding hinter der Rippe ab. Ich kann mich nicht konzentrieren.

13. Irgendwie hab ich ein Scheißgefühl bei der Sache!

14. Davon träum ich heute Nacht!

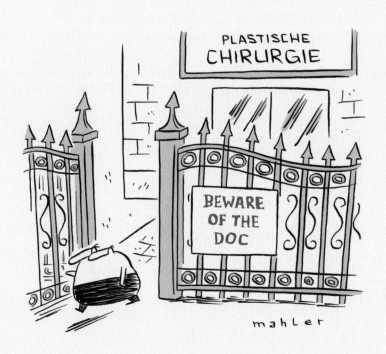

SCHWESTERN – DIE VIELLEICHT SCHÖNSTE NEBENSACHE DER WELT

In einem modernen Großklinikum, das unter Vollbelegung arbeitet, herrschen Zustände, die man getrost als bürgerkriegsähnlich bezeichnen kann: Auf dem Dach landen die Hubschrauber, im Keller lagern die Leichen, und in den Stockwerken dazwischen scheint Tag für Tag König Wahnsinn zu regieren. Der Fluchtweg in die Psychiatrie ist dir verwehrt, auch die ist bis auf das letzte Bett belegt. Was für ein Glück, dass du in diesem Tollhaus nicht ganz auf dich allein gestellt bist. Und dass es SCHWESTERN gibt. Die guten, guten Seelen!

Wenn du den Lift betrittst, ist eine da, die genau weiß, wo du hin möchtest und den Knopf für dich drückt. Obwohl sie gerade 12 Tabletts mit Blutproben in der Rechten und 12 mit Urinproben in der Linken zu balancieren hat.

Wenn du auf dem Klo beim Pinkeln die ersten Takte einer Arie vor dich hin pfeifst, hört sie das im Schwesternzimmer, denkt sich ihren Teil, und am Abend liegen die entsprechenden Opernkarten auf deinem Schreibtisch, obwohl sie seit 24 Stunden nicht mehr dazu gekommen ist, ungestört und in Ruhe eine Mahlzeit zu sich zu nehmen.

Wenn dir wieder mal partout der Name von Patient Hirschmüller nicht einfallen will, taucht eine Schwester aus dem Nichts auf, stellt pantomimisch erst ein Hirschgeweih dar, dann ein Mühlrad, und du bist aus dem Schneider!

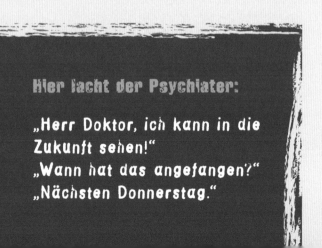

Hier lacht der Psychiater:

„Herr Doktor, ich kann in die Zukunft sehen!"
„Wann hat das angefangen?"
„Nächsten Donnerstag."

Sie, der Inbegriff der Herzensgüte, der Hilfsbereit-
schaft und – sehr oft – auch der Schönheit. Du liebst
sie innig und zu Recht.

Das heißt aber noch lange nicht, dass du ihr nach Gut-
dünken den Kittel aufknöpfen darfst. Oder den Popo
tätscheln. Dann kriegst Du nämlich eine gescheuert.
Also: Vorsicht!

GESUND BIS INS HOHE ALTER MIT ZAHLENSALAT

- **0,22 %** aller Krankenschwestern heiraten tatsächlich ihren Chefarzt
- **7 %** haben schon mal mit einem Anästhesisten geschlafen
- **12 %** sind im Laufe ihres Lebens mit einem Orthopäden gegangen
- In **23 %** aller Fälle hat es zwischen einer Schwester und einem Radiologen gefunkt

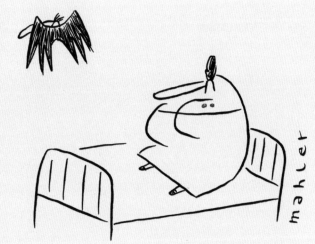

MAMMOGRAF DRACULA

DIE ZEHN BELIEBTESTEN
AUSREDEN BEI KUNSTFEHLERN

1. Ich bin doch nur Doktor der Philosophie.

2. Mein Vater war Metzger.

3. Wurde vor seinem Ableben mit dem Patienten so besprochen.

4. Beschwerden von Kassenpatienten interessieren mich nicht.

5. Das hab ich mir von Dr. House abgeguckt.

6. Der Patient hat angefangen.

7. Ich war gar nicht dabei.

8. Wer ahnt denn so was?

9. Die Musik im OP war zu laut.

10. Der Patient wollte nicht stillhalten.

DIE TOP TEN DER SONGS, DIE IM OP GEHÖRT WERDEN

1. Broken Head (South)

2. Coronary (Turner)

3. Word of Pain (Rage)

4. I'm sick (The Chemo Kids)

5. Fever (Peggy Lee)

6. Onkel Uhu ist krank (Amplitude)

7. Parkinson in C-Dur (Doktor Strathmann)

8. Good morning heartache (Billy Holiday)

9. Mein Hund beißt jeder hübschen Frau ins Bein (Palast Orchester)

10. Stroke of Death (Ghostface Killah)

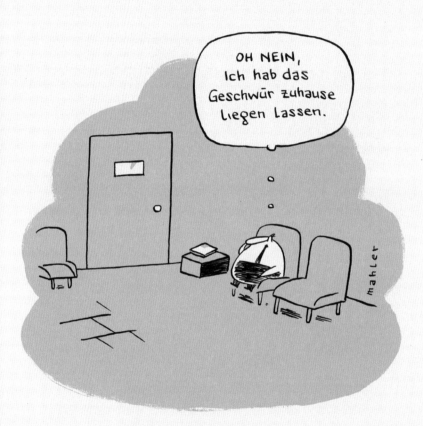

DER VERGESSLICHE
PATIENT

TEST SOZIALE KOMPETENZ

Du bist eine Koryphäe auf deinem Gebiet. Um deine Meinung kommt niemand herum, und wer trotzdem nicht auf dich hört, ist automatisch erledigt. Toll.
Aber bist du abgesehen davon auch ein netter Typ geblieben? Ein Kumpel? Ein feiner Kerl, mit dem man gerne durch dick und dünn geht, dabei Pferde stiehlt, auf dem Kamm bläst und auf die Pauke haut? Gleich wirst du es wissen!
Unser geprüfter Schnelltest *SOZIALE KOMPETENZ* ist schonungslos ehrlich, 100% zuverlässig, frei von Nebenwirkungen und gratis!

1. Die Stationsschwester erscheint offensichtlich verheult und betrübt zum Dienst. Auf Nachfrage erklärt sie, dass ihr Freund (Mann) sie heute morgen verlassen hat. Wie reagierst du?

♡ ♡ ♡   Ich bitte sie zum Gespräch, erkläre ihr, dass dies eine alltägliche Situation ist und sie schon darüber hinwegkommen wird.

♡   Ich gebe ihr ein starkes Antidepressivum.

♡ ♡   Ich schreie sie an und gehe mit wehenden Kittelschößen möglichst theatralisch meines Weges.

2. Du operierst neben einem Kollegen. Plötzlich fällt dir auf, dass er auffällig nach Alkohol riecht. Wie reagierst du?

♡ ♡   Ich hole den Flachmann aus seiner Kitteltasche und genehmige mir selbst einen Schluck.

♡   Ich beschimpfe ihn, reiße ihm das Skalpell aus der Hand, operiere beidhändig weiter und bitte die OP-Schwester, die Szene für YouTube zu dokumentieren.

♡ ♡ ♡   Ich warte bis Dienstschluss, betrinke mich dann sorgfältig mit ihm und biete meine Hilfe an.

3. Du kommst in einer Gaststätte mit einem Fremden ins Gespräch. Als er erfährt, dass du Arzt bist, bietet er dir auf der Stelle alle seine Organe zum Kauf an. Wie reagierst du?

💔 Ich schlage ihn bewusstlos und weide ihn gratis an Ort und Stelle aus.

💔 💔 💔 Ich gebe ihm einen aus und erkläre ihm geduldig die Funktion und Wichtigkeit der einzelnen Organe.

💔 💔 Ich bitte ihn, mich in der Klinik/Praxis aufzusuchen und räume ihn schrittweise leer.

4. Du musst dein acht Quadratmeter großes Bereitschaftszimmer mit einem Kollegen teilen. Du wolltest dich gerade etwas ausruhen, da erscheint er mit einem Döner-Kebab, das so erbärmlich stinkt, dass du keine Ruhe findest. Was geschieht?

♡ Ich gebe ihm eine Ohrfeige und werfe den Schweinefraß wortlos aus dem Fenster.

♡ ♡ ♡ Ich bringe das Zeug ins Labor und lasse es untersuchen.

♡ ♡ Ich täusche einen enorm wichtigen Anruf vor wie „Was, Station 12, das ganze Stockwerk tot, komme sofort" und mache mich aus dem Staub.

AUSWERTUNG:

10 x ♡ bis 13 x ♡ Du bist ein feiner Kerl! Bei dir möchte man sorglos bester Freund/Freundin, Nachbar oder sogar Patient sein. Bedauerlicherweise mogelst du ein wenig, denn so viele Herzen waren insgesamt gar nicht zu vergeben.

7 x ♡ bis 9 x ♡ Entweder hast du den Test nicht kapiert, nicht ganz gemacht, oder du bist einfach nur ein fürchterliches Scheusal mit Stethoskop!

4 x ♡ bis 6 x ♡ Hhhm. Könntest du mal den Mund aufmachen und die Zunge rausstrecken …?

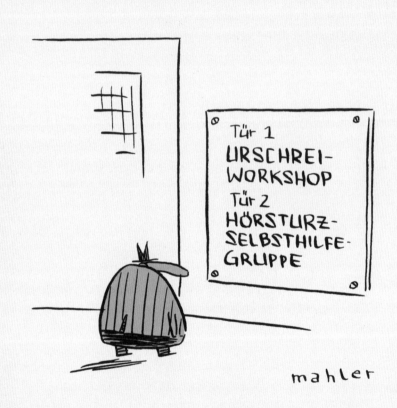

GRABINSCHRIFTEN BERÜHMTER KOLLEGEN

Die letalste Dosis ist immer noch das Leben

Dr. Rainer Schläfrich, Anästhesist

Das ist kein gesunder Standpunkt

Professor Dr. Volker Plemm , Psychiater

Der Knochenjob ist zu Ende

Dr. Dr. Geh, Orthopäde

FÜNF SYMPTOME, DIE ES WÄHREND DEINES STUDIUMS NOCH NICHT GAB

Die Zeiten ändern sich und damit alles andere auch. Möglicherweise hast du das gar nicht mitbekommen, denn so ein Arztberuf fordert den ganzen Mann und die ganze Frau, aber seit deinem letzten Mensabesuch hat sich in der Welt da draußen einiges verändert. Bevor du dich also über die eine oder andere Patientenmarotte wunderst, über die nichts im Lehrbuch stand, ... kuckst du hier:

Hier lacht der Diagnostiker:

„Herr Doktor, dazu hätt' ich gerne noch 'ne zweite Meinung!"
„Kein Problem, kommen Sie morgen wieder."

TWITTERITIS: Der Patient macht einen durchaus mitteilungsbedürftigen Eindruck, stoppt seine Ausführungen allerdings nach 160 Zeichen.

FACEBOOKERITIS: Patient postet die Beschwerden an seine Pinnwand und mailt dir einen Zugangscode.

TOM-TOM-MOMIE (leicht): Patient sitzt 200 Meter von deiner Praxis entfernt auf einem Grünstreifen und schildert seine Beschwerden.

TOM-TOM-MOMIE (schwer): Patient sucht dich äußerst erregt auf und behauptet, deine Praxis befände sich 200 Meter entfernt auf einem Grünstreifen.

GOOGLEITIS: Patient weiß alles über seine Diagnose und die nötige Therapie. Du bist an einen Patienten von Dr. Google geraten, alles was er noch von dir erwartet, ist ein Rezept für die Internetapotheke.

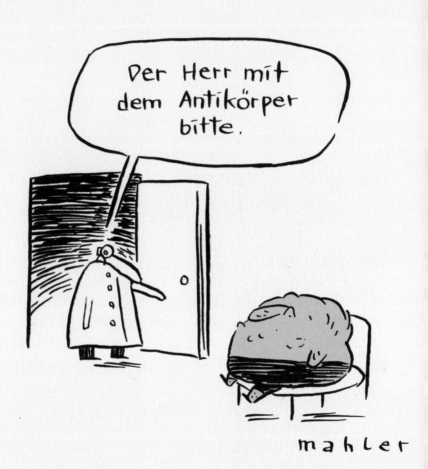

ARTZHELFERIN
FRÜHER UND HEUTE

Auch an den Aufgaben der guten Geister, die dir täglich zur Hand gehen, hat sich so einiges geändert.

FRÜHER

HEUTE

Den Patienten Spritzen geben, ohne ihnen weh zu tun

Den Patienten die Spritzen wegnehmen, ohne sie zu verletzen

FRÜHER

HEUTE

Den Rezeptblock bereitlegen

Den Rezeptblock gut wegschließen

FRÜHER

Den Patienten
die Angst vor
der Behandlung
nehmen

HEUTE

Dem Arzt
die Angst vor
den Patienten
nehmen

FRÜHER

Sich besonders
um junge Patienten
kümmern

HEUTE

Sich besonders
vor jungen Patienten
in acht nehmen

FRÜHER

Für die Blumen
im Wartezimmer
sorgen

HEUTE

Das Leergut
aus dem
Wartezimmer
entsorgen

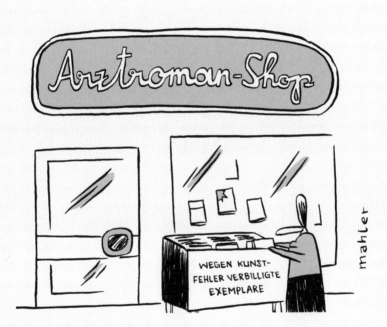

PRAXISSCHILDER MODERNISIEREN – WARUM NICHT?

Unsere Welt hat sich verändert und mit ihr unsere Sprache. Zunehmend versuchen Kollegen, die Schwellenangst der Patienten zu mindern, indem sie sich auf ihren Praxisschildern etwas zeitgemäßer geben. Dagegen ist nichts zu sagen, man sollte aber nicht gleich so weit gehen wie die hier anonym zitierten Mitbewerber:

Suppenkoma? Achselterror?
Wir googeln dich schon wieder hin.

Dr. med. █████████

Arzt für Allgemeinmedizin

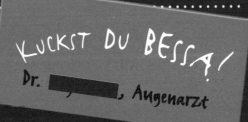

KUCKST DU BESSA!

Dr. ████████, Augenarzt

Cool, Spacko,
komm runter,
hier wirst du am
Denkmuskel geholfen!

Dr.████████████, Psychiater

Damit die Sounds
wieda satt
reinhaun, Digga!

Dr ████████; HNO-Arzt

VOLL DIE VERSEUCHTE TUSSE
GEFICKT, ALDA? ZEICH MA HIER!

Prof. Dr. ████████████

Haut- und Geschlechtskrankheiten

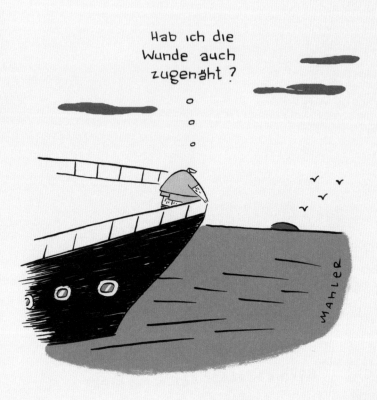

© 2011 Lappan Verlag GmbH
Würzburger Str. 14, 26121 Oldenburg
Lektorat: Hans Borghorst
Satz und Gestaltung: Monika Swirski
Printed in Germany
ISBN: 978-8303-3263-3

Der Lappan Verlag ist ein Unternehmen
der Verlagsgruppe Ueberreuter, Wien.

LAPPAN – BÜCHER, DIE SPASS BRINGEN!

Hans Kantereit

MAN SOLL DEN TAG NICHT VOR DEM ELTERNABEND LOBEN!

UPDATE FÜR

Lehrer

ALLES, WAS PÄDAGOGEN HEUTE WISSEN MÜSSEN

Lappan

In dieser Reihe erschienen:

Hans Kantereit
Update für Lehrer
ISBN 978-3-8303-3264-0

WWW.LAPPAN.DE